JN108789

どっちを選ぶ？ クイズで学ぶ！

感染症サバイバル

全3巻 内容説明
（ぜん　かん　ない　よう　せつ　めい）

① インフルエンザ 新型コロナウイルス感染症

- 高熱が出てとってもつらい…。
  頭のほかに、どこを冷やすと効果的？

- くしゃみがしたいけど
  ハンカチがない！ どうしよう？

- せきが出るのでマスクをつけよう！
  正しいつけ方は？

- 新型コロナウイルスに
  効く薬はあるの？　　　　など

② 腸管出血性大腸菌感染症O157 ノロウイルス感染症

- あれ、トングが1つしかないよ！
  肉と野菜どちらを先に焼けばいい？

- つぎは貝を焼こう！
  焼くときに気をつけることは？

- 急に吐きけがして、はげしく
  吐いちゃった。これって？

- げりや吐きけが止まらない…。
  こんなときはどうすればいい？　　など

③ 手足口病 とびひ（伝染性膿痂疹）

- 水ぶくれを早く治したい！
  どうするといい？

- 手足口病にかかった人が
  トイレの後に気をつけることは？

- つぶれた水ぶくれは、いったい
  どうすればいいの？

- とびひにかかったとき、
  おふろに入ってもいいの？　　　　など

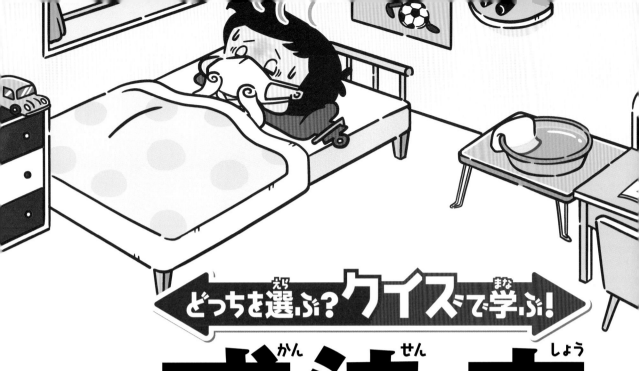

どっちを選ぶ？クイズで学ぶ！

感染症サバイバル

著 ➡ 岡田晴恵

イラスト ➡ オゼキイサム

1

インフルエンザ・
新型コロナウイルス感染症

日本図書センター

はじめに

　感染症とは、ウイルスや細菌などのとても小さな病原体が人の体に入りこむことでおこる病気のことです。みなさんのなかにも、高熱が出るインフルエンザや、食中毒をおこすO157、水ぶくれができる手足口病といった病気に、かかったことがある人がいるかもしれませんね。

　これらの病気は、せきやくしゃみ、食べものや飲みものなどをとおして、わたしたちに感染します。

　感染症にかかると、つらい症状が出るだけじゃなく、命にかかわることもあります。だから、手洗いや換気などで防ぐことが大事です。しかし、残念ながら予防をしていたとしても、感染症にかかってしまうことがあります。この本に登場する2人の主人公も、熱・せき・くしゃみをおこすインフルエンザや新型コロナウイルス感染症にかかってしまいます。つらい症状が出たとき、どのように対処すればいいのか、休んでいるとき、なにに注意すればいいのか、みなさんも2人といっしょにクイズに答えながら、考えてみてください。

　この本を読んで、感染症にかかったときにおこることを知っておけば、自分の体を守る行動や、まわりに広げないためのくふうができます。ぜひ、この本を感染症対策に役立ててください。

白鷗大学教授　岡田晴恵

感染症の知識や、
感染したときの
正しい行動を
クイズにしているよ。

問題のむずかしさを
3段階で
表示しているよ。

問題の答えを
イラストとともに
紹介するよ。

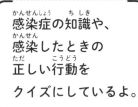

問題
1

急に寒けがしてきて、高熱が出た！
それに関節も痛い…、これは？

むずかしさ ★★★

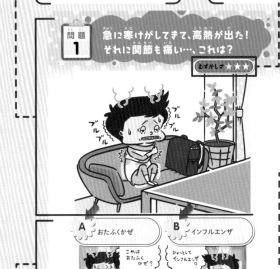

答え
B
インフルエンザ

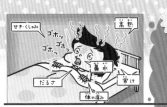
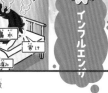

せき・くしゃみ
ゴホッ
ゴホッ
ゴホッ
高熱
鼻水
だるさ
寒け
体の痛み

とつぜん熱が出るのが特徴

インフルエンザにかかると、急な寒けにおそわれて、38〜40℃の高熱が出るよ。同時に体がものすごくだるくなり、筋肉や関節が痛くなるんだ。さらに数日たつと、せきや鼻水が出て、頭痛や吐きけがしたり、げりになったりすることも。
ひどいときは、肺炎などほかの病気を引きおこす危険があるから注意しよう。子どもは、インフルエンザ脳症といって、ぼーっとしたり、おかしなことをいってさわいだりすることもあるよ。

ふつうのかぜよりも症状が重い、こわい病気だ！

A
おたふくかぜ

B
インフルエンザ

これはおたふくかぜ？

ひょっとしてインフルエンザ？

A
を選んだキミは！

おたふくかぜは、耳の下がはれる

おたふくかぜにかかると、耳の下にある、だ液を出す耳下腺という部分などがはれて痛くなるよ。そして、熱も出るんだ。はれは片側だけの場合もあれば両側の場合もある。1〜2週間で治ることが多いけれど、おたふくかぜが原因で、べつの病気にかかることもあるから要注意だ。

10

11

問題の選択肢だよ。
どちらが正しいか
自分で考えてみよう。

答えについて
くわしく
説明しているよ。

問題に関係する
ことがらを
紹介するコラムだよ。

ケイスケ

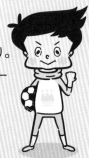

この本の
主人公のひとり。
近所のサッカー
クラブに所属
している。

ユカリ

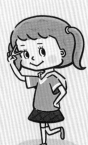

この本の
主人公のひとり。
ケイスケと同じ
サッカークラブ
の女の子。

サバイバル
マスター

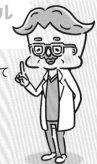

感染症について
知りつくした
お医者さん。

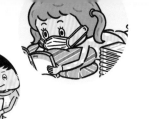
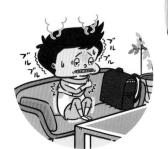
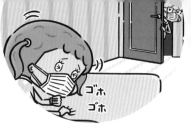

もくじ

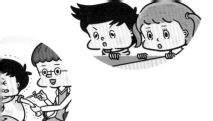
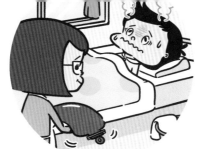
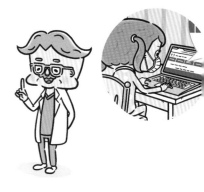

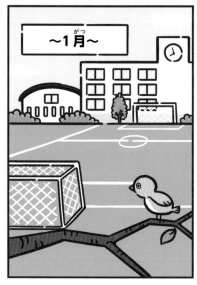

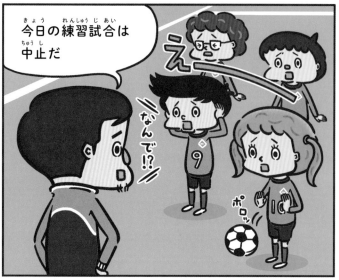

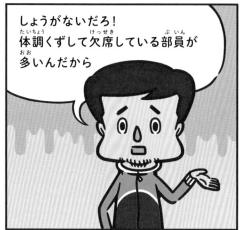

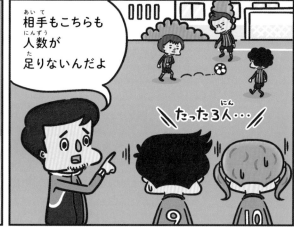

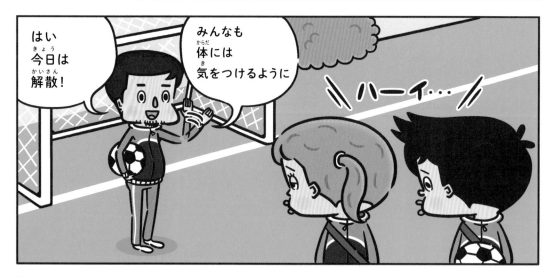

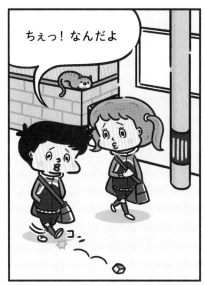

ちぇっ！なんだよ

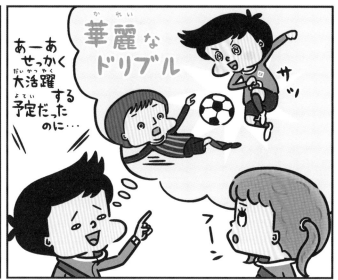

あーあ せっかく 大活躍 する 予定だった のに…

華麗な ドリブル

サッ

フー

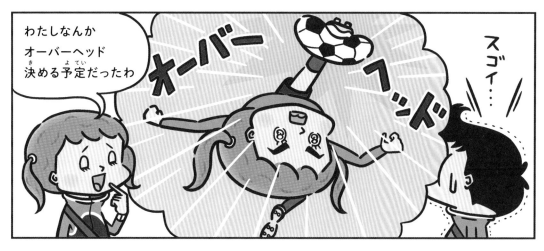

わたしなんか オーバーヘッド 決める予定だったわ

オーバー

ヘッド

スゴイ…

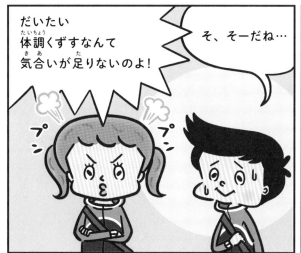

だいたい 体調くずすなんて 気合いが 足りないのよ！

そ、そーだね…

プン プン

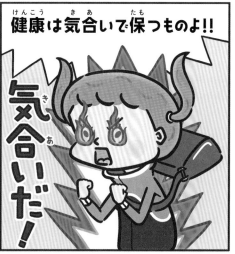

健康は気合いで保つものよ!!

気合いだ！

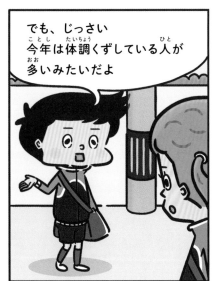

でも、じっさい
今年は体調くずしている人が
多いみたいだよ

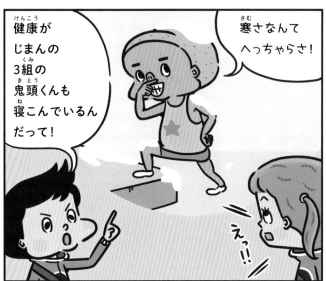

健康が
じまんの
3組の
鬼頭くんも
寝こんでいるん
だって!

寒さなんて
へっちゃらさ!

えっ!!

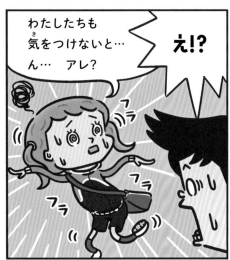

わたしたちも
気をつけないと…
ん… アレ?

え!?

フラ

フラ

フラ

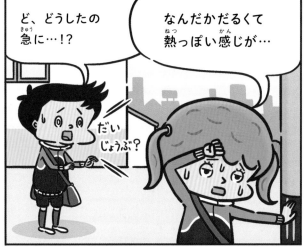

ど、どうしたの
急に…!?

なんだかだるくて
熱っぽい感じが…

だい
じょうぶ?

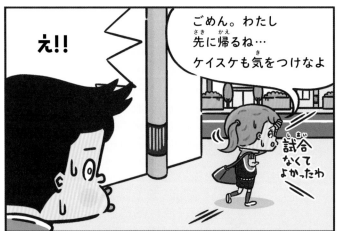

え!!

ごめん。わたし
先に帰るね…
ケイスケも気をつけなよ

試合
なくて
よかったわ

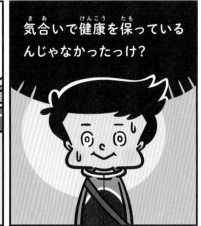

気合いで健康を保っている
んじゃなかったっけ?

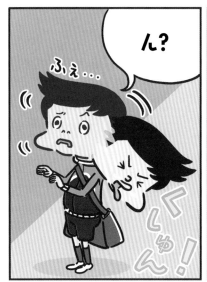

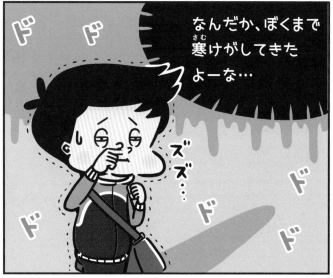

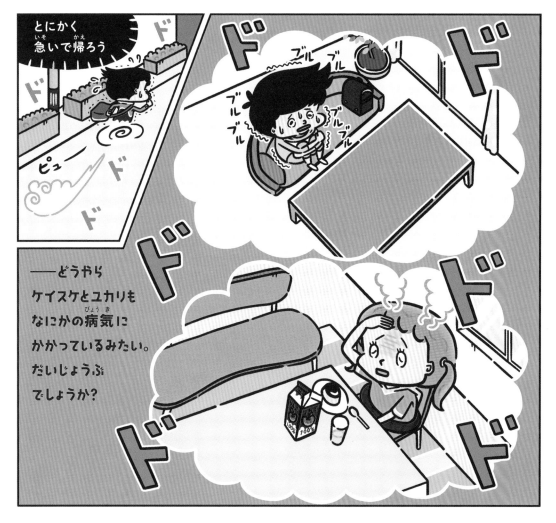

急に寒けがしてきて、高熱が出た！ それに関節も痛い…、これは？

むずかしさ ★ ★ ★

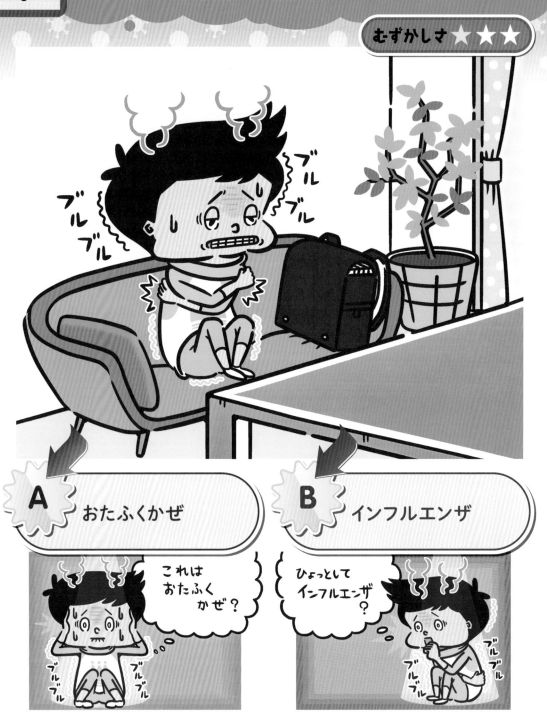

A おたふくかぜ

B インフルエンザ

これはおたふくかぜ？

ひょっとしてインフルエンザ？

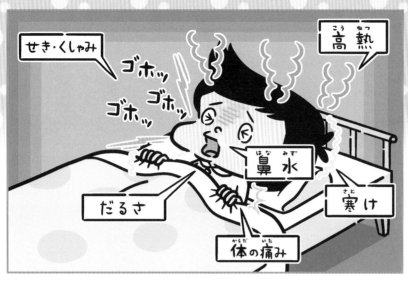

とつぜん熱が出るのが特徴

インフルエンザにかかると、急な寒けにおそわれて、38〜40℃の高熱が出るよ。同時に体がものすごくだるくなり、筋肉や関節が痛くなるんだ。さらに数日たつと、せきや鼻水が出て、頭痛や吐きけがしたり、げりになったりすることも。

ひどいときは、肺炎などほかの病気を引きおこす危険があるから注意しよう。子どもは、インフルエンザ脳症といって、ぼーっとしたり、おかしなことをいってさわいだりすることもあるよ。

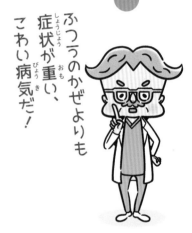

ふつうのかぜよりも症状が重い、こわい病気だ！

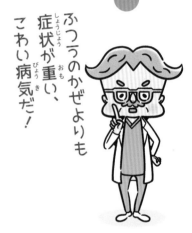

A を選んだキミは…

おたふくかぜは、耳の下がはれる

おたふくかぜにかかると、耳の下にある、だ液を出す耳下腺という部分などがはれて痛くなるよ。そして、熱も出るんだ。はれは片側だけの場合もあれば両側の場合もある。1〜2週間で治ることが多いけれど、おたふくかぜが原因で、べつの病気にかかることもあるから要注意だ。

問題 2

高熱が出てとってもつらい…。
頭のほかに、どこを冷やすと効果的？

むずかしさ ★ ★ ★

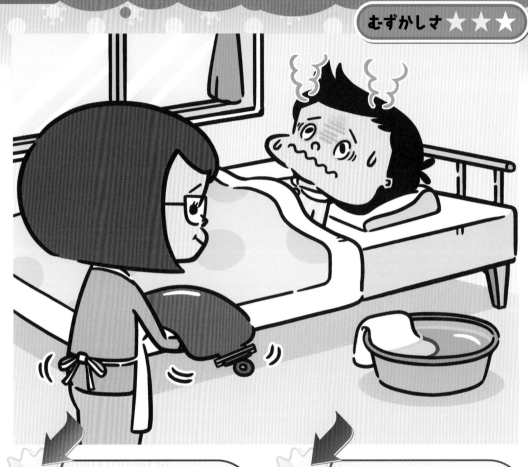

A 首のまわりや
わきの下、足のつけ根

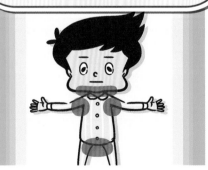

B おでこや
手の先、足の先

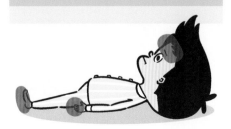

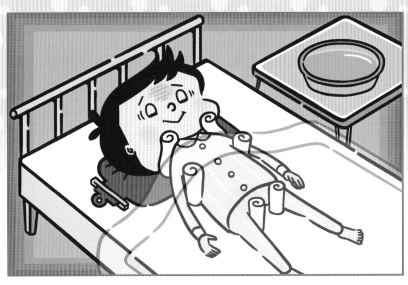

首のまわりや
わきの下、足のつけ根

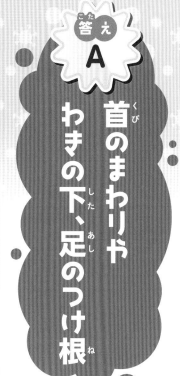

太い動脈血管を冷やすのが効果的

　病気で高い熱が出た場合は、頭を冷やすだけじゃなく首のまわりやわきの下、そして、足のつけ根を冷やすのが効果的。これらの部分には、頭やうで、そして足先に向けてたくさんの血液が流れる太い動脈血管があるんだ。だから、こういった場所を冷やすと、冷えた血液が全身にいきわたって体の熱が下がるんだよ。

　冷やすときは、ぬらしたタオルや水まくらなどを使おう。ケーキ屋さんなどでもらえる保冷剤も使い勝手がいいよ。

保冷剤は、
くつ下などに入れて
巻くといいぞ！

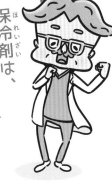

クイズ深掘り！

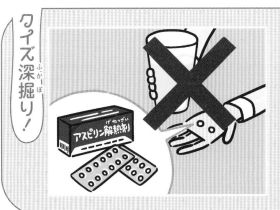

勝手に解熱剤を飲んではダメ！

　高熱のとき、熱を下げるために市販の鎮痛解熱剤を飲むことがあるね。でも、インフルエンザの場合は注意が必要。アスピリンという成分がふくまれた鎮痛解熱剤を子どもが飲むと、脳に障害をおこす病気になることがあるんだ。だから自分で判断しないで、病院でもらった薬を飲もう。

くしゃみがしたいけど
ハンカチがない！ どうしよう？

むずかしさ ★ ★ ★

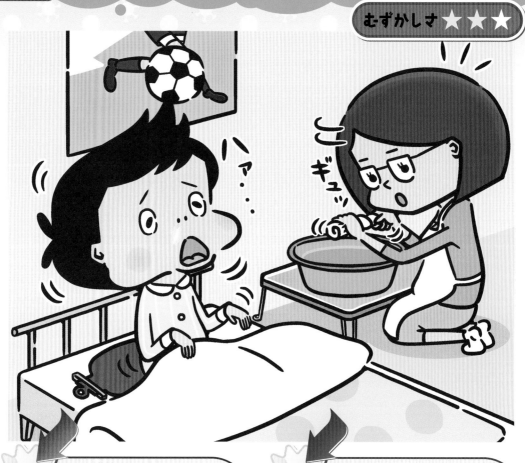

A 手で口と鼻を
しっかりおおう

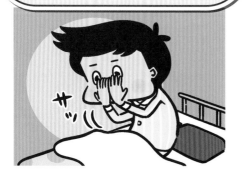

B 洋服のそでに
口と鼻をおしあてる

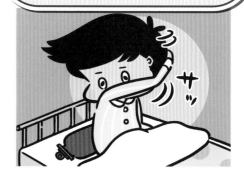

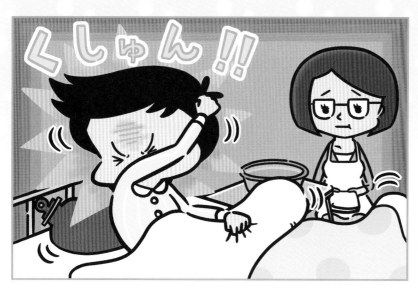

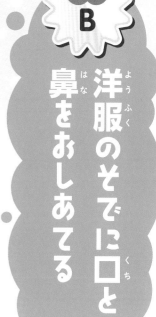

答え
B

洋服のそでに口と鼻をおしあてる

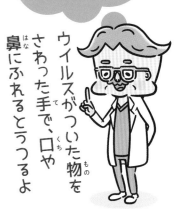

ウイルスがついた物をさわった手で、口や鼻にふれるとうつるよ

ウイルスはくしゃみで外に広がる

　くしゃみをすると、だ液がしぶきとなって飛ぶよね。インフルエンザのときには、そのしぶきのなかにインフルエンザウイルスがひそんでいるよ。そして、まわりの人がしぶきを吸いこむと、うつってしまうんだ（飛沫感染）。でも、くしゃみを手でおさえてはいけないよ。ウイルスが手につくし、その手でさわった物からまわりの人にもうつってしまうからね（接触感染）。だから、手ではなく洋服などでくしゃみをおさえよう。

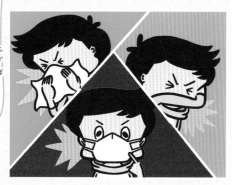

クイズ深掘り！

せきエチケットを守ろう

　ウイルスはくしゃみだけじゃなく、せきのときにもしぶきといっしょに体から出てくる。だから、せきをするときも「マスクをつける・ハンカチなどで口や鼻をおおう・洋服のそでに口や鼻をおしあてる」などして、ウイルスを広げないことが大事。このようにすることを、せきエチケットというよ。

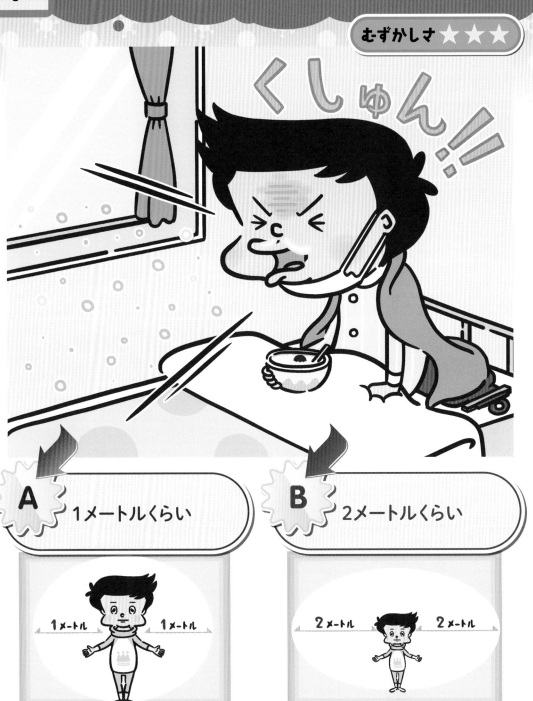

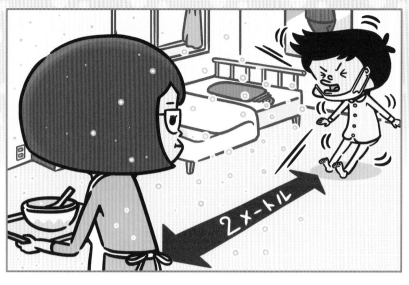

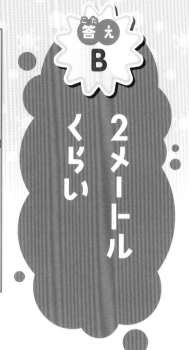

答え
B
2メートルくらい

くしゃみのしぶきは2メートルも飛ぶ!

　くしゃみをしたとき、口から出るしぶきは、なんと2メートルほども飛ぶんだ。2メートルというと、おとなの大また2歩分くらいの距離だから、かなり遠くまで届くんだね。

　さらに、しぶきが乾いてより小さなしぶきになると、今度はチリのように空気中をただようよ。このただよっている小さなしぶきを吸いこむことでも、インフルエンザにうつってしまう。空気が乾燥している冬はしぶきが乾きやすいから、注意が必要だ。

乾燥していて密閉された部屋では長時間ただよっうぞ!

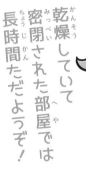
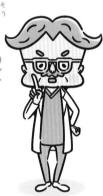

クイズ深掘り!

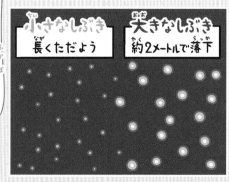

小さなしぶき
長くただよう

大きなしぶき
約2メートルで落下

とても細かいしぶき、エアロゾル

　チリのようになったしぶきは、小さくて軽いため、長時間、空気中をただようよ。このしぶきはエアロゾルと呼ばれ、それにより感染してしまうことをエアロゾル感染というんだ。エアロゾルの大きさは、5マイクロメートル(1000分の5ミリメートル)よりも小さいんだよ。

インフルエンザで休んでいるときに気をつけることは？

むずかしさ ★ ★ ★

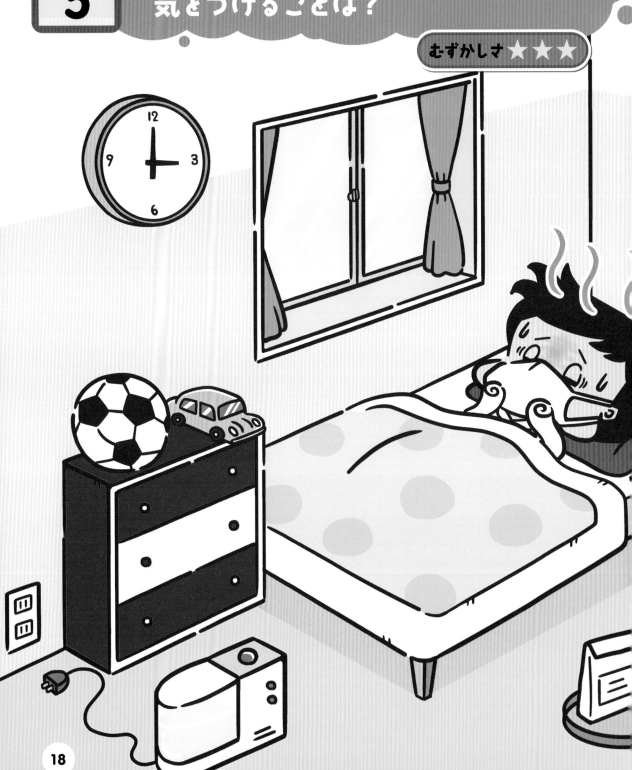

イラストのなかからまちがいを3つ選んでね

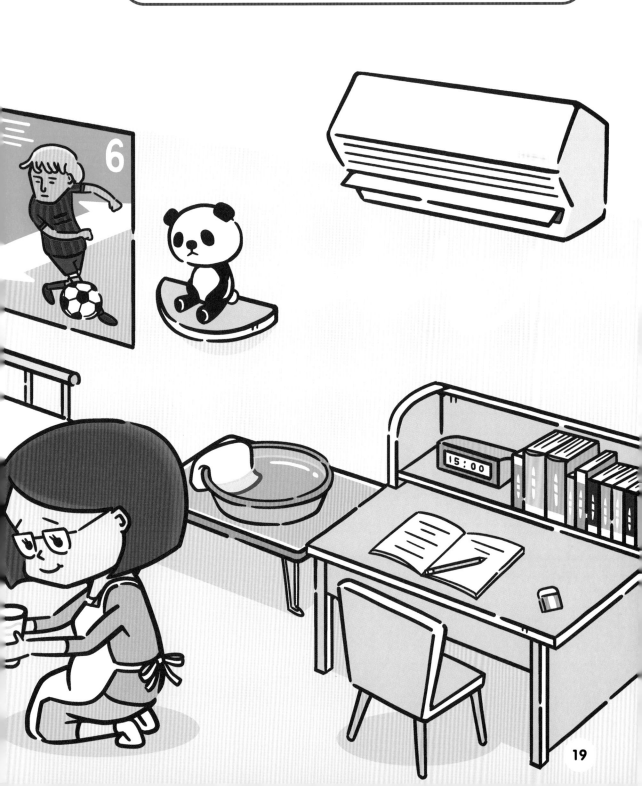

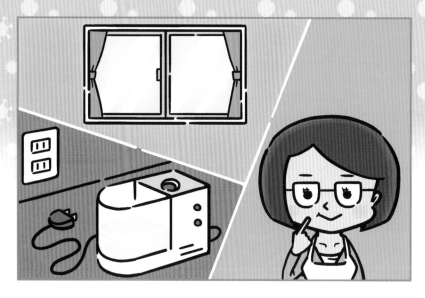

ウイルス対策が大事

インフルエンザのように、せきやくしゃみなどのしぶきにウイルスがひそむ感染症にかかった場合、部屋にはたくさんのウイルスがいるよ。だから1時間に2～3回以上窓を開けて換気して、ウイルスを外へ追い出すんだ。また、うつしたりうつされたりしないように、感染した人も看病する人も、どちらもマスクをしよう。さらに、湿度が50～60パーセントのときにウイルスの活動は弱まるから、加湿器などで部屋のなかの湿度を調整するんだ。

ウイルスの敵は湿気。これを覚えておいて！

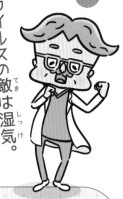

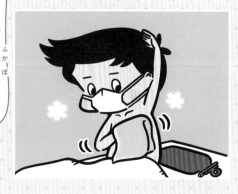

クイズ深掘り！

汗をかいたらタオルでふく

熱が出る感染症にかかって寒けがひどいときは、ふとんだけではなく毛布などもかけて暖かくしよう。反対に暑くてたくさん汗をかいているときは、ぬるま湯につけ、軽くしぼったタオルで体をふこう。汗による急な体の冷えを防げるよ。それに体が清潔になってスッキリするんだ。

マスクの働きと種類

働き

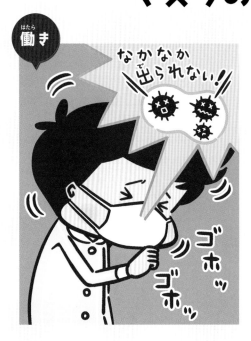

なかなか出られない！

ゴホッ
ゴホッ

基本は、うつすのを防ぐ

　ドラッグストアなどで売られている家庭用マスク。その一番の役割は、自分の口から出るせきやくしゃみなどのしぶきが外へ広がることをできるだけ防ぐというもの。つまり、人に感染症をうつさないためにつけるのが、マスクの基本だよ。

　逆に感染症から自分の体を守るための役割はどうだろう。ウイルスはマスクのすきまよりも小さいため、残念ながらくぐりぬけてしまう。でも外から飛んできたウイルスが、しぶきにつつまれている場合ならさえぎることができる。だから、ある程度の効果は期待できるよ。

種類

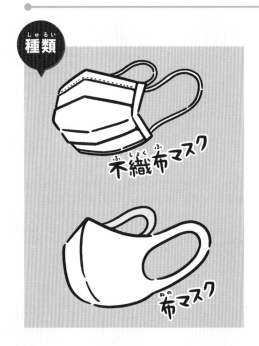

不織布マスク

布マスク

マスクの種類は大きく分けて2つ

　マスクは、使われている素材によって2つに分けられるよ。1つは不織布マスク。繊維を織ってつくるのではなく、くっつけあわせてつくったもので、目が細かいのが特徴だよ。基本的には使いすてで使用するんだ。

　もう1つは布マスク。ガーゼなどでつくられたもので、洗剤で何度も洗って使うことができるよ。でも、不織布マスクにくらべると、目があらくすきまが多いんだ。

　医療現場では、サージカルマスクという医療用マスクが使われていて、性能もとても高いよ。

インフルエンザにかかって4日目。熱が下がった！ 登校できるのは？

むずかしさ ★ ★ ★

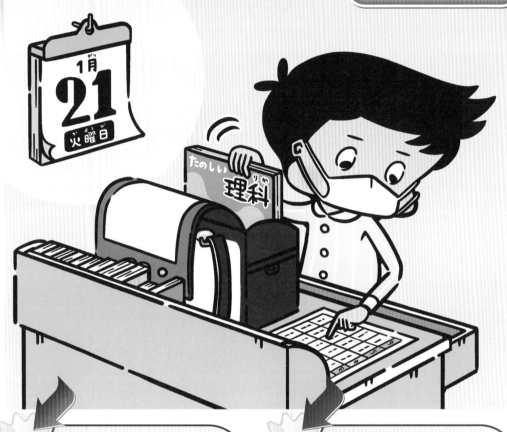

A 明日から登校できる

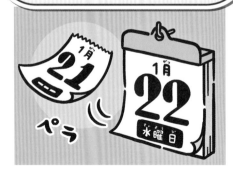

B 明々後日から登校できる

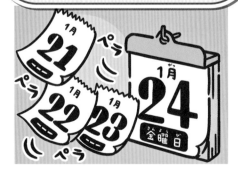

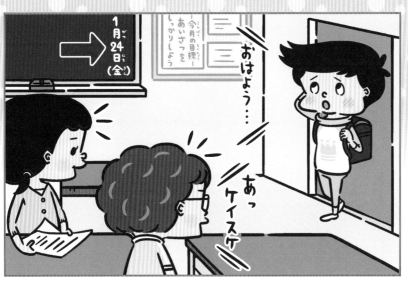

出席停止期間は2つのルールで決まる

インフルエンザは、だいたい1週間で元気になるけれど、早く熱が下がる場合もあるよ。でも、感染力の強いウイルスは、熱が下がっても体のなかに残ったままだ。そのため、インフルエンザにかかった場合、登校するためのルールが2つあるよ。

1つは、症状が出た後5日間が経過していること。もう1つは、熱が下がってから2日間が経過していることだよ。この両方をみたせば、登校することができるんだ。

下の表で出席停止期間のルールを確認しよう！

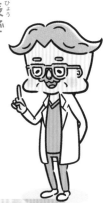

症状が出た日から	0日目	1日目	2日目	3日目	4日目	5日目	6日目	7日目
症状が出て1日目に熱が下がったら		熱が下がった！	2日間 →		熱が下がって2日間たったけど、症状が出て5日間たたないと登校できないよ		症状が出て5日間たったから登校できる	
症状が出て4日目に熱が下がったら					熱が下がった！	2日間 →	熱が下がって2日間たったから登校できる	

症状が出て5日間たったけど、熱が下がって2日間たたないと登校できないよ

来年はインフルエンザにならないぞ！
そのためには、どうしたらいい？

むずかしさ ★★★

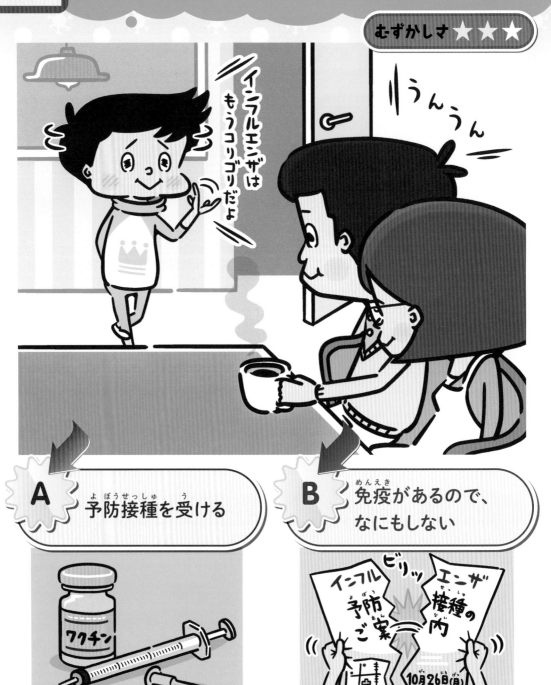

A　予防接種を受ける

B　免疫があるので、なにもしない

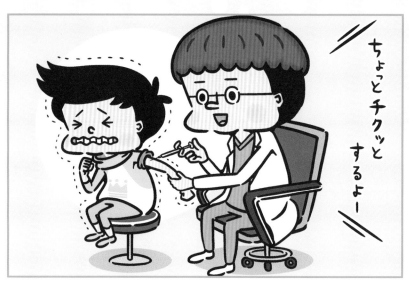

ちょっとチクッとするよー

予防接種を受ける

インフルエンザ予防にはワクチン

　人の体には、体を守る免疫というしくみがあるよ。それは一度体に入ったウイルスなどの病原体を覚え、ふたたび同じ病原体が入ってきたら、すぐにそれをやっつけるというもの。でも、インフルエンザウイルスは毎年形を変えるため、体のなかに免疫ができても、つぎの年にはその力が発揮できない。だから予防接種を毎年受ける必要があるんだ。予防接種とは、病原体などからつくったワクチンを体に入れて、人の手で免疫をつくる方法だよ。

インフルエンザワクチンは流行する形を予測してつくるよ

クイズ深掘り！

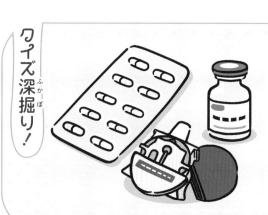

インフルエンザに効く薬

　インフルエンザにかかったとき、そのウイルスが増えるのを防ぐ薬を使うこともある。薬を使うことで、症状が早くおさまることもあるよ。薬には錠剤、吸入器を使うもの、点滴するものなど、いろいろある。使用するタイミングによっては効果がないこともあるから、お医者さんに相談しよう。

熱っぽいし食べものの味も感じない。
足はしもやけみたいに！ これは？

むずかしさ ★ ★ ★

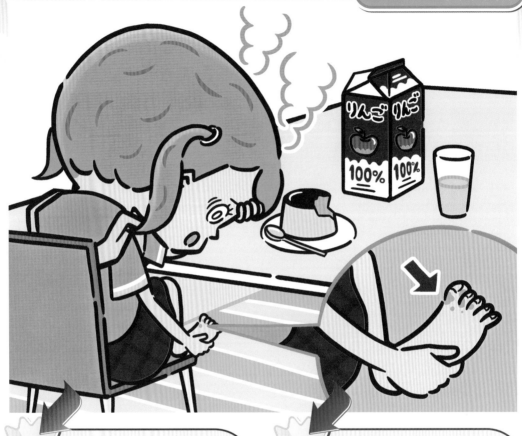

A RSウイルス感染症

B 新型コロナウイルス感染症

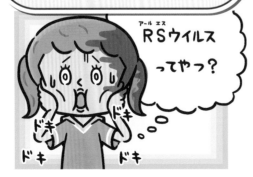

RSウイルスってやつ？

ドキドキドキ

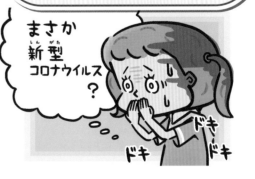

まさか新型コロナウイルス？

ドキドキ

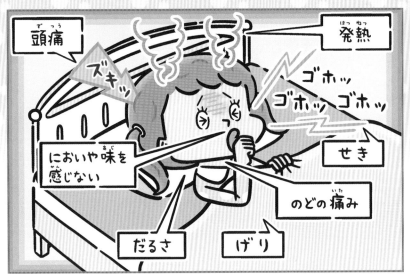

新型コロナウイルス感染症

見つかったばかりの新しい感染症

新型コロナウイルス感染症にかかると、発熱やせき、のどの痛み、頭痛、だるさ、げり、鼻水、鼻づまりなど、かぜに似た症状がおきるよ。人によっては、においや味がわからなくなることもよくあるんだ。症状が悪化すると、肺炎になることも。また、子どもでは、手足がしもやけのようにはれることがあるよ。

ただ、新型コロナウイルス感染症の症状には個人差があり、まだまだわからないことも多いんだよ。

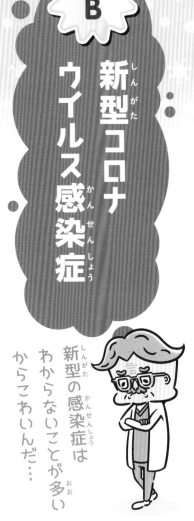

新型の感染症はわからないことが多いからこわいんだ…

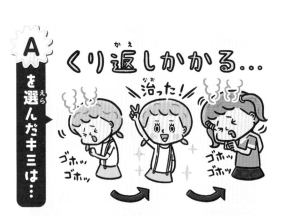

A を選んだキミは…

くり返しかかる…

治った！

ゴホッゴホッ

ゴホッゴホッ

何度も発病をくり返すRSウイルス

RSウイルス感染症の症状は、鼻水から始まって、38〜39℃の熱、せきが続くことが多いよ。はじめて子どもがかかった場合は、症状が重くなって、肺炎になることも。とくに、赤ちゃんは急激に悪化することがあるから、注意が必要だ。また、数年おきにくり返しかかりやすいという特徴もあるよ。

体に侵入した新型コロナウイルスは、どこにひそんでいるの？
からだ しんにゅう しんがた

A〜Eから選んでね
えら

むずかしさ ★★★

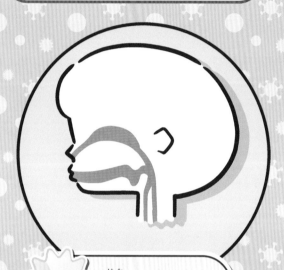

A 鼻やのど
はな

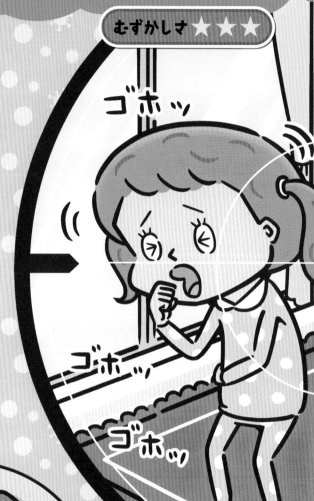

ゴホッ

ゴホッ

ゴホッ

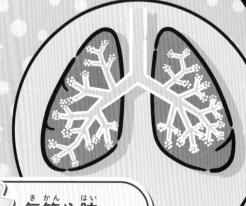

B 気管や肺
きかん はい

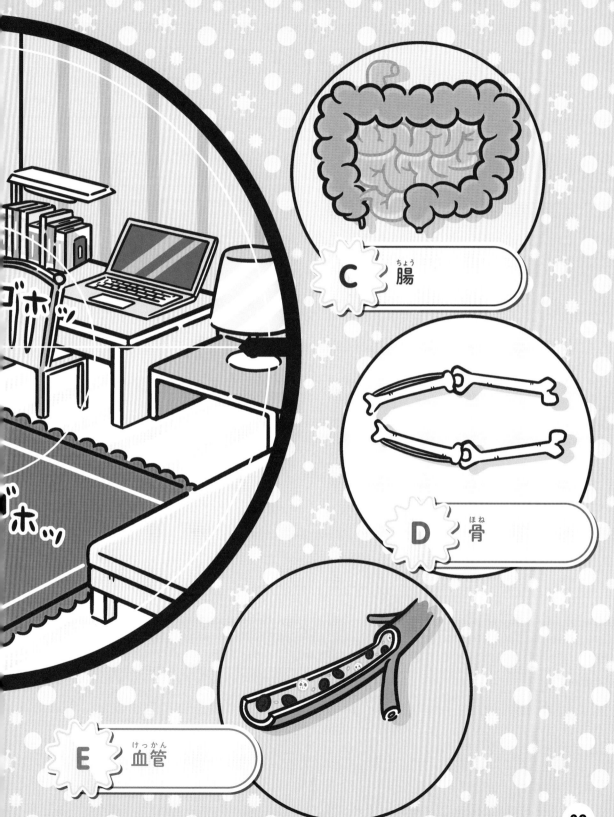

C　腸<ruby>腸<rt>ちょう</rt></ruby>

D　<ruby>骨<rt>ほね</rt></ruby>

E　<ruby>血管<rt>けっかん</rt></ruby>

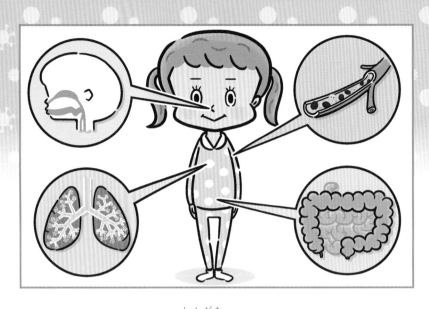

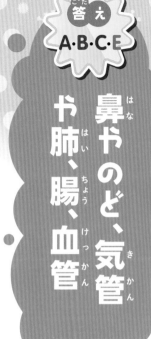

答え
A・B・C・E

鼻やのど、気管
や肺、腸、血管

新型コロナウイルスは、
あちこちに入りこむよ

あちこちにひそむ新型コロナウイルス

インフルエンザウイルスは体内に侵入すると、おもに鼻やのど、気管や肺という呼吸にかかわる器官にひそむ。だけど、新型コロナウイルスは、それらのほかに腸などの消化器官や血管にまで入りこむよ。そのため、げりをしたり皮ふがしもやけのように赤くなったり、さまざまな症状が出やすいんだ。

まだまだわからないことが多い新型コロナウイルスだから、ほかにもひそんでいる場所があるかもしれないよ。

クイズ深掘り！

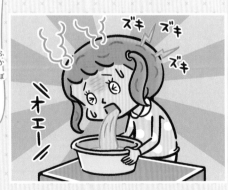

髄膜炎や脳炎をおこすことも

新型コロナウイルスは脳に近い部分にひそむこともあるよ。だから、感染した人のなかには、髄膜炎という脳をつつんでいる膜が炎症をおこす病気や、脳が炎症をおこす脳炎という病気にもかかった人がいるんだ。これらの病気にかかると、はげしい頭痛がしたり、吐いたりするよ。

新型コロナウイルスのうつり方

せきなどのしぶきでうつる

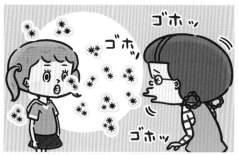

新型コロナウイルスは、鼻やのどなどの呼吸器にひそんでいるので、せきやくしゃみなどで飛び出したしぶきのなかにいるよ。このしぶきを吸いこむことで、ほかの人にうつるんだ（飛沫感染）。

人や物にくっついてうつる

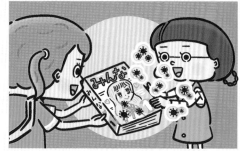

口から出たしぶきにいる新型コロナウイルス。しぶきが人や物にくっつけば、ウイルスもそこにくっついているよ。ウイルスがついた物をさわった手で口や鼻にふれると、うつってしまうよ（接触感染）。

空気中をただよってうつる

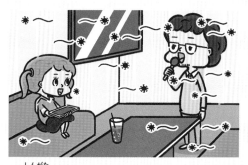

新型コロナウイルスがいるしぶきが、乾いてより小さなしぶきになると、室内などでは空気中を長くただようようになる。この小さなしぶきを吸いこむことでも、うつってしまうよ（エアロゾル感染）。

うんちから広がってうつる

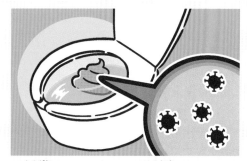

新型コロナウイルスは腸にもひそむから、うんちとして出てくるよ。ウイルスはとても小さいため、トイレットペーパーをすりぬけて、手にくっつく。こうして広がる可能性もあるよ（糞口感染）。

せきが出るのでマスクをつけよう！正しいつけ方は？

むずかしさ ★ ★ ★

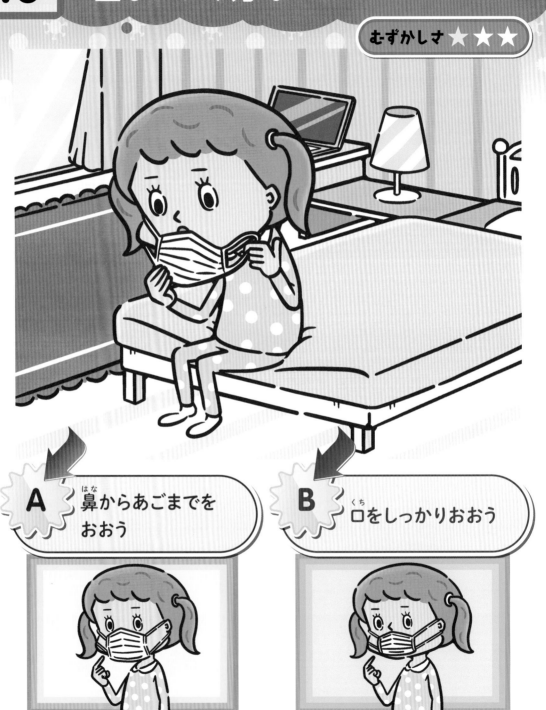

A 鼻からあごまでをおおう

B 口をしっかりおおう

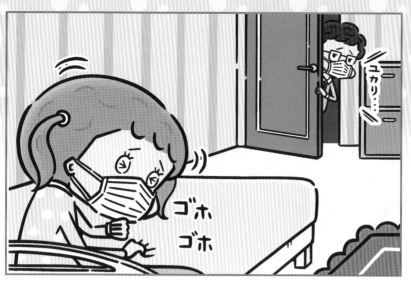

鼻からあご
までをおおう

予防のときも
鼻を出してはダメ。
ウイルスを吸いこむよ…

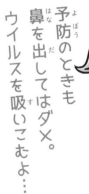
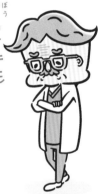

マスクは大事なせきエチケット

　新型コロナウイルスは、だ液に多くいるんだ。だから、せきなどのしぶきでまわりへ広めないために、マスクが必要になるよ。ただマスクは正しくつけないと、効果がうすれてしまう。口だけではなく必ず鼻もおおうようにしよう。せきやくしゃみをしたとき、鼻からもウイルスのいるしぶきは出ているからね。

　マスクは、感染症を広めないための大事なせきエチケット。すきまができないように、あごまでしっかりおおうようにしよう。

クイズ深掘り！

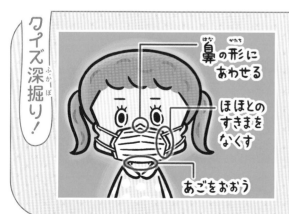

鼻の形にあわせる

ほほとのすきまをなくす

あごをおおう

マスクは正しくつけよう

　マスクは、すきまができないようにつけることが大事。ポイントは左のイラストの3つだよ。また、マスクの表面には、ウイルスがくっついているかもしれないので、さわってはいけない。はずすときは、ゴムひもだけを耳のうしろから引っぱってはずし、袋などに入れて密閉してすてよう。

症状が落ちついたから遊びたい！でも、どうやって遊ぶのがいい？

むずかしさ ★ ★ ★

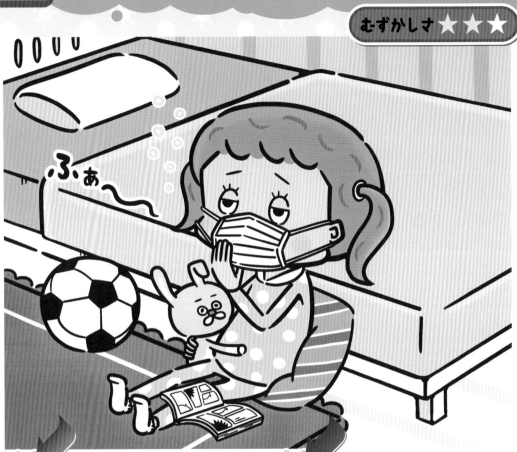

ふぁ

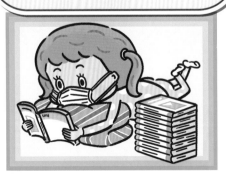

A 自分の部屋でひとり遊び

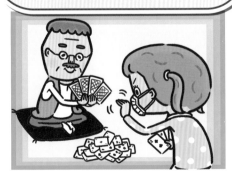

B リビングで家族と遊ぶ

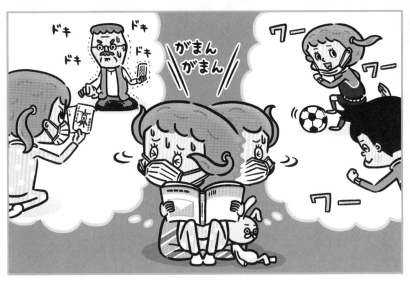

自分の部屋でひとり遊び

うつすかもしれないからひとりで遊ぶ

　新型コロナウイルス感染症の症状の重さは、人によってまちまち。なかには、ひどい肺炎をおこして死んでしまう人もいるよ。とくにお年寄りは重くなりやすいので、うつしてしまうとたいへんだ。マスクをつけていても、遊ぶのはひかえたほうがいいよ。

　「じゃあ、元気な友だちと遊べばいいんじゃない？」って考える人もいるかもしれないね。でも、それもダメ。その友だちをとおして、お年寄りにうつしてしまうかもしれないからね。

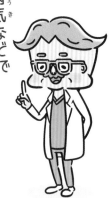

病気などで免疫力が落ちている人も、重くなりやすいよ

クイズ深掘り！

症状がなくても、うつしてしまう

　新型コロナウイルス感染症は、かかっても症状が出なかったり軽症ですんだりする人も多いよ。でも、症状がなくても体にウイルスはいて、人にうつすことがあるんだ。自分は元気でも、人にうつしてしまう可能性があるから、流行中はマスクをするなど、せきエチケットを守るようにしよう。

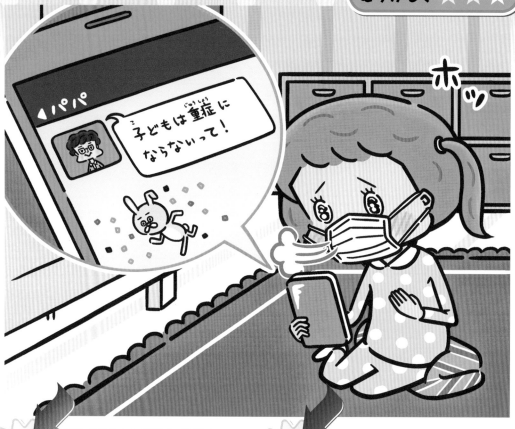

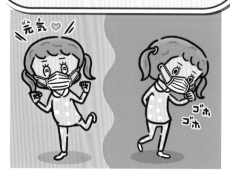

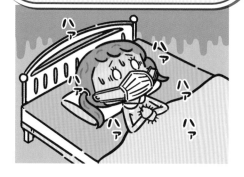

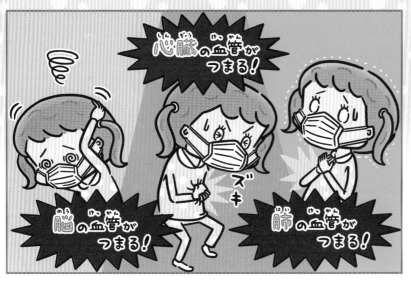

問題 12

子どもは重症にならないと聞いたよ。それって本当かな？

むずかしさ★★★

A 症状は出ないか、出ても軽い

B 症状が急に重くなることも

子どもでも重症になることがある

子どもなど年齢の若い人は、新型コロナウイルス感染症の症状が軽かったり出なかったりすることが多いよ。でも、だからといって安心してはいけない。子どもでも重症になる場合があるし、それまで症状がなかったのに、急に脳梗塞や心筋梗塞、肺血栓塞栓症といった命にかかわる症状が出ることもあるんだ。

これらの重い症状は、どれもウイルスによって血管がつまり、血液の流れが悪くなることで引きおこされるんだよ。

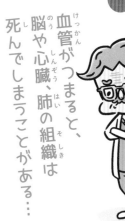

血管がつまると、脳や心臓、肺の組織は死んでしまうことがある…

クイズ深掘り！

キズついた血管を治すため、血を固める成分が働きすぎて血栓ができる

血栓

血栓をおこす新型コロナウイルス

新型コロナウイルスは、血管に侵入してキズつけたり、体を守る免疫を暴走させて、血管を攻撃させたりするよ。人の体は、キズを修復しようと血液を固める成分を働かせるけれど、免疫が暴走した状態では働きすぎてしまう。すると、血管に固まりができるんだ。これを血栓というよ。

新型コロナウイルスに効く薬はあるの？

むずかしさ ★ ★ ★

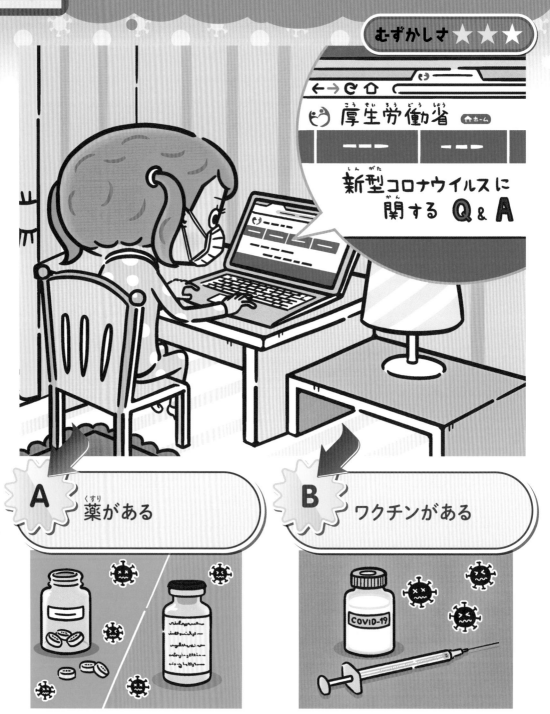

厚生労働省 🏠ホーム

新型コロナウイルスに関する Q & A

A 薬がある

B ワクチンがある

COVID-19

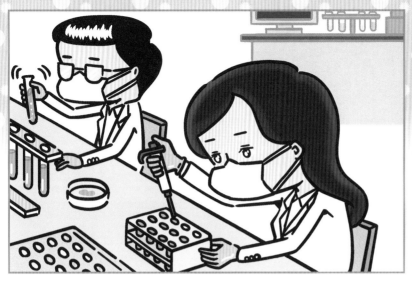

あるにはあるが、問題も多い

　新型コロナウイルス感染症は、2020年に広がった新しい感染症だから、予防のためのワクチンはまだない。薬は、ほかのウイルス感染症のためにつくられたものが、新型コロナウイルスが増えるのをおさえる効果もあるため、使われているよ。ただ体によくない副作用をおこす可能性もあるから、使用する人を制限したり、使用後の経過を見たり、注意が必要。そのため、世界中で新型コロナウイルス専用の薬やワクチンの開発が進められているよ。

薬は治療のため、ワクチンは予防のために使われるよ

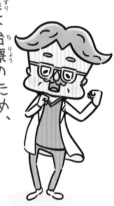

免疫の暴走をおさえる薬

　新型コロナウイルスが体内に侵入すると、ウイルスをやっつける働きの免疫が暴走して、肺炎を急速に重症化させることがあるよ。そんな場合は、免疫の働きをおさえて暴走をやめさせる薬を使うんだ。ただし使いすぎると、免疫がウイルスをやっつけられないので、バランスが大事だよ。

クイズ深掘り！

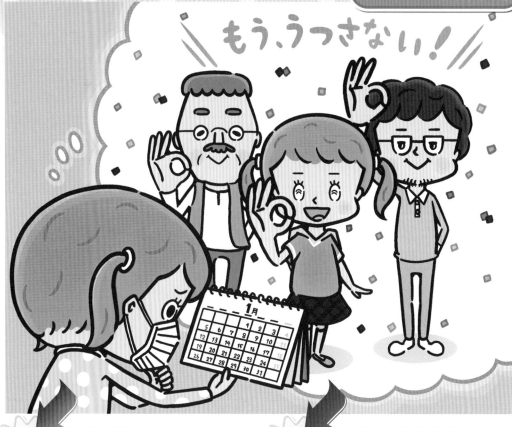

いつになったら新型コロナウイルスをまわりにうつさなくなるの?

むずかしさ ★★★

もう、うつさない!

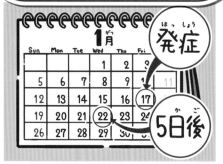

A 症状が出てから約5日後

1月

発症

5日後

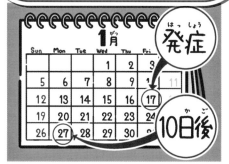

B 症状が出てから約10日後

1月

発症

10日後

40

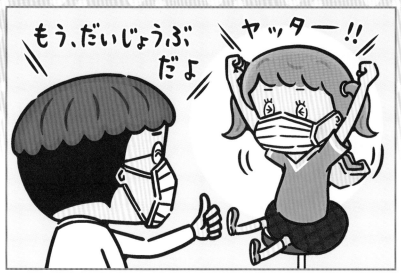

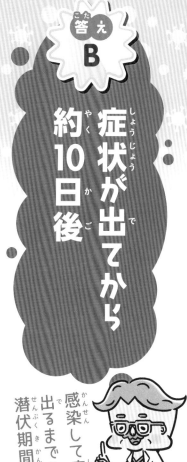

症状が出てから
約10日後

答え
B

感染して症状が
出るまでのことを
潜伏期間というよ

感染力は10日間ほど続くことが多い

新型コロナウイルスが体に入りこんで、発熱などの症状が出るまでの期間は、だいたい5～6日程度だよ（最短で1日、最長で14日）。おどろくことに、症状が出る2日前からまわりの人にうつす可能性があるんだ。そして、症状が出て7～10日間が過ぎると、感染力は急激に下がっていくよ。だけど、重症になった場合など感染力が続くこともあるから、治ったかどうかは、きちんとお医者さんで検査して判断してもらおう。

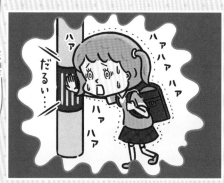

クイズ深掘り！

治った後もやっかいな後遺症

新型コロナウイルス感染症は、後遺症といって、病気が治った後にも症状が続くことがあるんだ。その症状は、だるさや息切れ、関節痛のほか、においを感じなくなる、耳が聞こえにくくなるなどさまざま。後遺症がどのくらいの確率で出て、どれくらい続くかは、わかっていないよ。

41

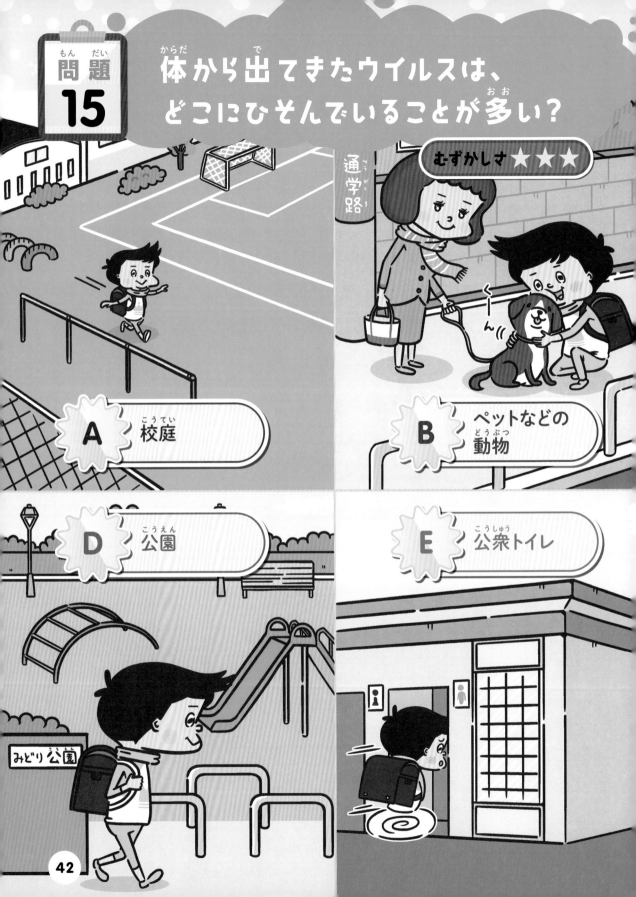

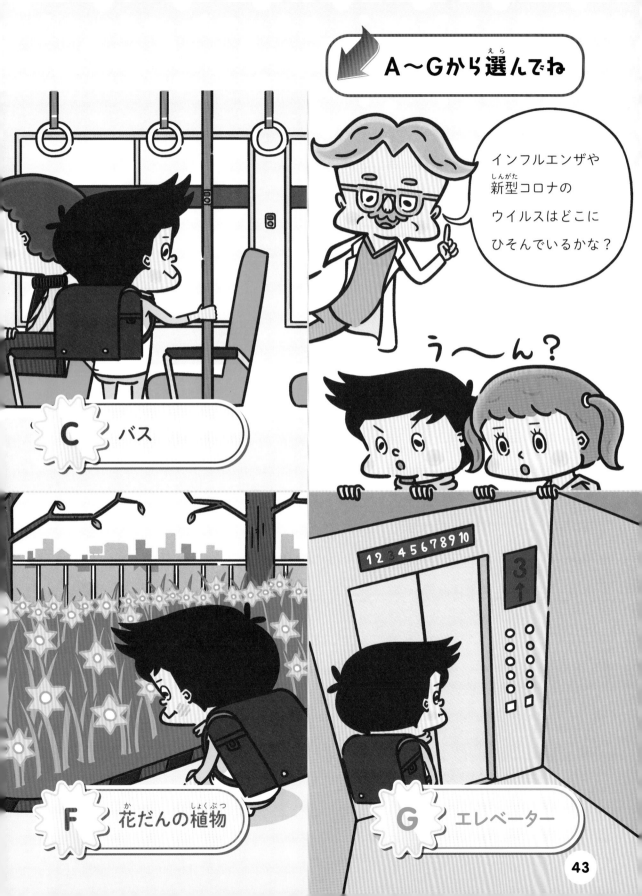

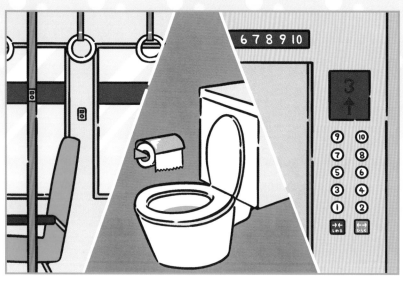

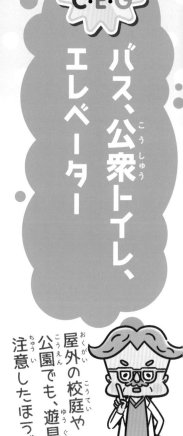
人の手がふれる場所に多い

ウイルスは、バスのつり革や停車ボタン、公衆トイレの便器やドアノブ、エレベーターのボタンなど、たくさんの人の手がふれる場所にひそんでいることが多いよ。また、これらの場所は屋内だから、空気中にただよっていることもあるんだ。

このような場所にいった後は、むやみに顔をさわらないようにしよう。手についたウイルスが、目や口、鼻などから体のなかに入ってしまうかもしれないからね。

屋外の校庭や公園でも、遊具などには注意したほうがいいぞ！

家のなかで注意する場所

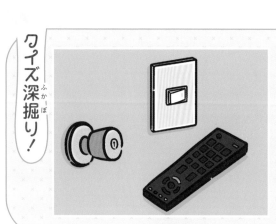

クイズ深掘り！

家のなかでも、やっぱり人の手がふれる場所や物に、ウイルスがひそんでいる場合があるんだ。たとえば、ドアノブや家電のリモコン、電気（電灯）のスイッチなどがそう。これらは、アルコールやうすめた塩素系漂白剤で、こまめに消毒するといいよ。

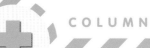

インフルエンザと新型コロナウイルス感染症

流行中にいかないほうがよい場所

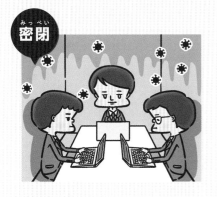

密閉

風とおしが悪いところ

　窓がなかったり、換気ができなかったりする場所はできるだけさけよう。このような場所では、空気中にウイルスがただよっている可能性があるよ。カラオケボックスが代表的。エアコンがついていれば換気されていると思っている人もいるようだけど、ほとんどの家庭用エアコンに換気機能はないので要注意。

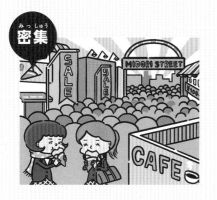

密集

人が集まるところ

　人がたくさん集まる場所は、ウイルスに感染した人がいる可能性も高いので、ウイルスをうつしあうことになることも。テーマパークやレストランが代表的。また、このような場所は、人と人との距離が近くなりがちなので、たがいに手をのばしても届かない距離（2メートル以上）を保とう。

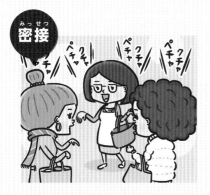

密接

人との距離が近いところ

　たがいに手が届く距離で話をしたり、運動したりする場合は、その場所に関係なく注意しよう。会話をしているときや、大きく呼吸をしているときに、口から出た小さなしぶきによって、ウイルスに感染する可能性が高くなるよ。このような場面で人と話すときは、マスクをつけるようにしよう。

家に帰ってきて、まず最初にすることは？

むずかしさ ★ ★ ★

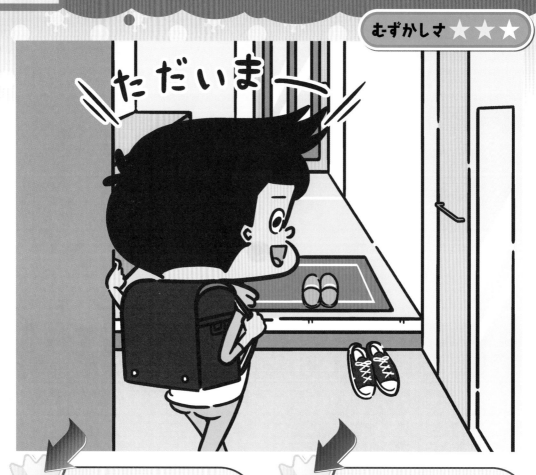

A しっかり手洗いをする

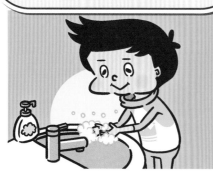

B きちんとうがいをする

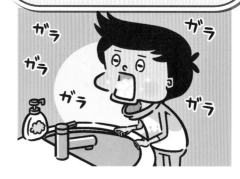

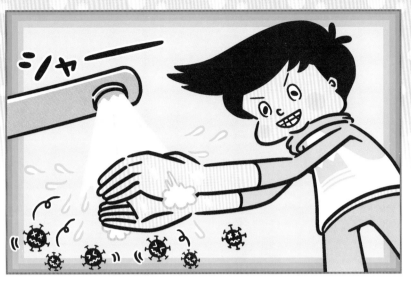

まずは手洗いでウイルスを洗い流す

ウイルス対策では、うがいよりも手洗いのほうが重要。手をしっかり洗えば、手についたウイルスをかなり減らすことができるよ。顔をさわって口や鼻などから体内にウイルスを入れてしまうことも、物にウイルスをつけてしまうことも減らせるんだ。

うがいは湿度を保ち、口のなかを清潔にすることで、体を守る力を高めることはできるけれど、ウイルスを流して予防する効果はあまりないんだよ。

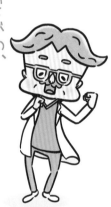

「うがい、手洗い」ってよくいうが、まずは手洗い！

クイズ深掘り！

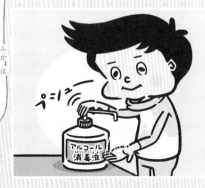

手洗いできないときはアルコール

近くに水道がなくて手を洗えない場合は、アルコールで手を消毒しよう。ドラッグストアなどで売っているアルコール消毒液は、多くのウイルスを活動できないようにできるんだ。だからといって、アルコール消毒だけで手洗いをしないでいると不十分。手にウイルスが残ることがあるよ。

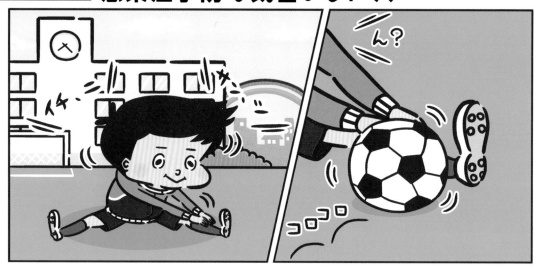

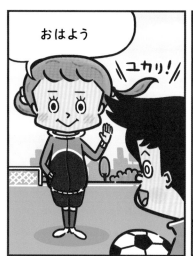

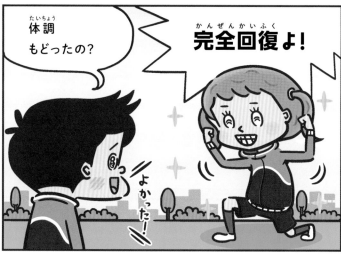

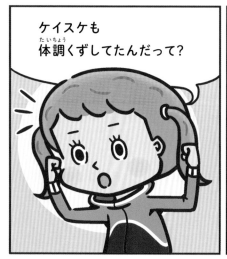

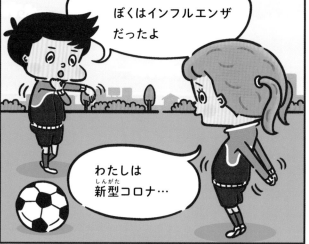

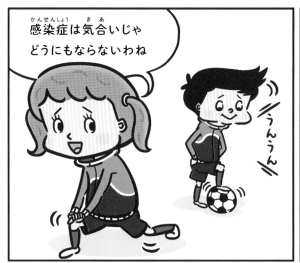

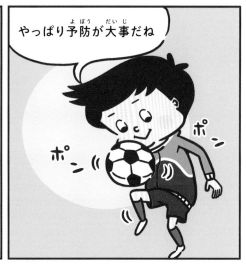

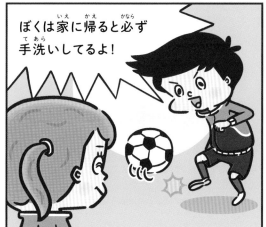

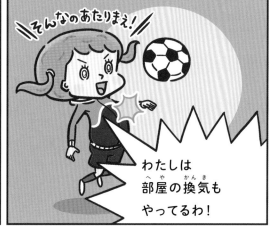

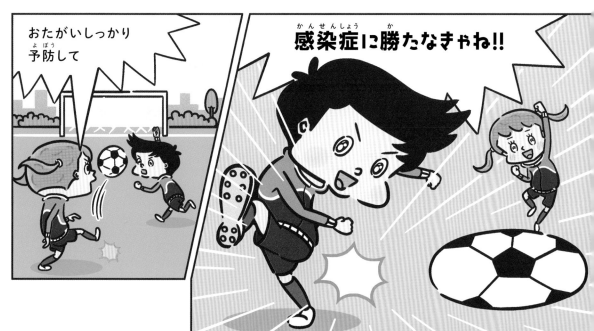

熱・せき・くしゃみをおこす感染症

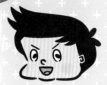

ここからは、熱やせき、くしゃみが出る感染症をまとめて紹介するよ!

name.

インフルエンザ

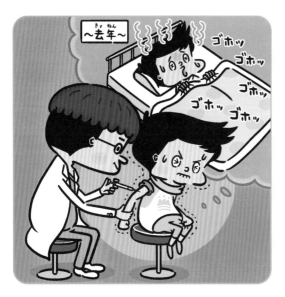

寒けがし始めたと思うと、とつぜん高熱が出るインフルエンザ。毎年少しずつウイルスが形を変えるため、免疫ができてもつぎの年にはその効果がないんだ。そのため予防のためのワクチンは、毎年接種する必要があるよ。流行中は、こまめに手洗いをしたり、マスクをしたりしよう。

かかってしまったら、湿度を50〜60パーセントに保った部屋で安静にして、熱でつらいときは、首まわりやわきの下などを冷やそう。部屋の換気も忘れずに。

data.

病原体

インフルエンザウイルス

潜伏期間

2日〜3日

危険度

★★★☆☆

注意する年齢

すべての年齢

薬・ワクチン

抗ウイルス薬がある

ワクチンがある

おもな症状

寒け、高熱、だるさ、体の痛み、せき、くしゃみ、鼻水

出席停止期間

発症してから5日がたち、なおかつ、熱が下がってから2日(幼児は3日)たつまで。

感染経路

飛沫感染 せきやくしゃみなどのしぶきのなかにいる病原体を吸いこむことで感染

 エアロゾル感染 閉め切った部屋の空気中にただよう、病原体がいる小さなしぶきを吸いこむことで感染

 接触感染 病原体がついた物をさわった手で、鼻や口などをさわることで感染

 糞口感染 うんちにいる病原体が、手から手へうつっていき、口などから体に入りこむことで感染

name. しんがた

新型コロナウイルス感染症

※ここでは病原体のうつり方（感染経路）が4つ出てきます

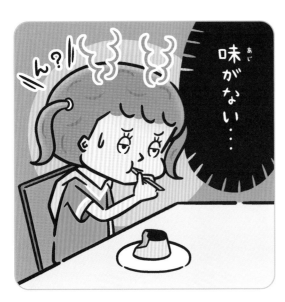

ん？　味がない…

新型コロナウイルス感染症は、発熱やせき、のどの痛み、だるさなど、かぜに似た症状をおこすよ。また、においを感じなくなったり、食べものの味がしなくなったりすることも多いし、重症化すると亡くなることもあるこわい病気だ。

ワクチンはまだないから、流行中は手洗いをこまめにして、せきエチケットを守ることが大事。子どもは症状が出なかったり、軽かったりすることが多いけれど、人にうつすことがあるから要注意だ。

data.

病原体
新型コロナウイルス

潜伏期間
5日〜6日（最短1日〜最長14日）

危険度
★★★★☆

注意する年齢
すべての年齢、とくにお年寄り

薬・ワクチン
抗ウイルス薬がある（代用）
ワクチンはない

おもな症状
発熱、せき、のどの痛み、頭痛、だるさ、げり、嗅覚や味覚の障害

出席停止期間
完全に治るまで。

感染経路

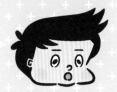
耳の下がはれて、おたふくみたいになるから、おたふくかぜなんだね

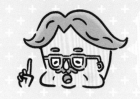
耳の下がはれる以外に、こわい病気を引きおこすこともあるぞ

name.
おたふくかぜ (流行性耳下腺炎)

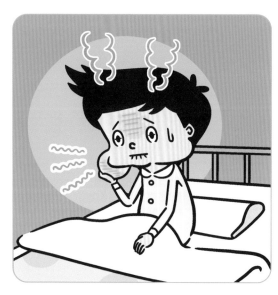

data.

病原体

ムンプスウイルス

潜伏期間

16日〜18日 (最短12日〜最長25日)

危険度

★★★☆☆

注意する年齢

10歳未満の子ども、まれにおとな

薬・ワクチン

抗ウイルス薬はない

ワクチンがある

おもな症状

痛みをともなう耳下腺などのだ液腺のはれ、発熱

出席停止期間

耳下腺などのだ液腺がはれてから5日がたち、なおかつ、全身状態がよくなるまで。

感染経路

耳の下にある、だ液を出す耳下腺などがはれて熱が出るおたふくかぜ。はれるのは片側だけのときもあれば両側のときもあるよ。おたふくかぜにかかることで、べつの病気になることもあって、とくにこわいのはムンプス難聴。片耳、まれに両耳が聞こえにくくなるんだ。脳をつつむ膜が炎症をおこす髄膜炎になることも。

ウイルスをおさえる薬はないけど、ワクチンはある。1歳から小学校に通い始める前までに2回接種すると、予防できるよ。

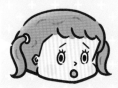
何度もかかるのが、特徴なんだね

2歳までにほぼすべての子どもがかかるが、その後もくり返し感染するぞ

name. アールエス
RSウイルス感染症

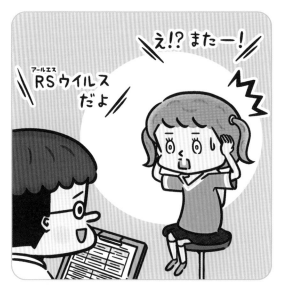

え!? またー！

アールエス
RSウイルスだよ

鼻水から始まり、熱やせきが続くRSウイルス感染症。ほとんどの子どもが2歳までに感染するけれど、免疫ができにくいから、その後もくり返しかかるのが特徴だよ。はじめてかかった子どもは、気管支炎や肺炎をおこして重症になることも。

ワクチンはないから、手洗いなど基本的な予防方法が大事。感染したときは、マスクをつけよう。とくに生後6か月未満の赤ちゃんは急激に悪化するから、うつさないよう自分が感染したら近づかない。

data.

病原体

RSウイルス

潜伏期間

4日～6日（最短2日～最長8日）

危険度

★★☆☆☆

注意する年齢

2歳以下の子ども

薬・ワクチン

抗ウイルス薬はない

ワクチンはない

おもな症状

鼻水、発熱、せき

出席停止期間

出席停止の決まりはない。せきなどの症状がおさまり、全身状態がよければ登校可能。念のため医師に相談。

感染経路

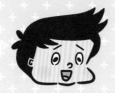

けっこう元気でいられるから、"歩く肺炎"っていわれるんだね

でも、重症になったり、べつの病気を引きおこしたりするから注意が必要だ

name. **マイコプラズマ肺炎**

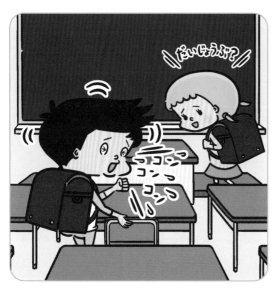

発熱、だるさ、頭痛などから始まり、その後、しつこいせきが3〜4週間も続くマイコプラズマ肺炎。比較的元気なため、気づかずに行動することもあり、"歩く肺炎"とも呼ばれるよ。呼吸困難になるなど重症化することもあれば、中耳炎、脳炎、関節炎など、さまざまなべつの病気を引きおこすこともあるから注意が必要。

ワクチンはないので手洗いが予防の基本。感染して、せきがひどいときは、よく効く薬があるから病院でみてもらおう。

data.

病原体

肺炎マイコプラズマ

潜伏期間

2週間〜3週間（最短1週間〜最長4週間）

危険度

★★★☆☆

注意する年齢

15歳以下の子ども

薬・ワクチン

抗菌薬がある

ワクチンはない

おもな症状

発熱、だるさ、頭痛、せき、喘鳴

出席停止期間

出席停止の決まりはない。熱やせきがおさまり、全身状態がよければ登校可能。念のため医師に相談。

感染経路

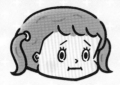
しだいに、せきの回数（かいすう）が増（ふ）えていってつらいんだね

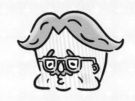
あまりにせきがひどくなると、吐（は）いたり鼻血（はなぢ）が出（で）たりするぞ

百日咳

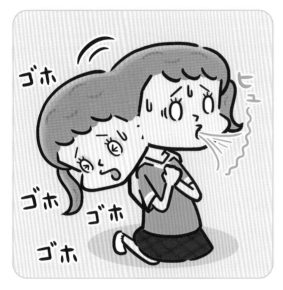

ゴホ　ゴホ　ゴホ　ゴホ　ヒュー

かぜのような症状（しょうじょう）の後（あと）、しだいにせきの回数（かいすう）が増（ふ）えていく百日咳（ひゃくにちぜき）。はげしくせきこんだ後（あと）、息（いき）を吸（す）うと、笛（ふえ）のようなヒューという音（おと）が出（で）るのが特徴（とくちょう）だよ。せきがひどいときは、吐（は）いたり鼻血（はなぢ）が出（で）たりすることもあるんだ。

ワクチンを接種（せっしゅ）することで予防（よぼう）できるけれど、何年（なんねん）かしてワクチンの免疫（めんえき）が弱（よわ）まると、感染（かんせん）してしまうことも。細菌（さいきん）をやっつける薬（くすり）があるから、感染力（かんせんりょく）を弱（よわ）めることができるよ。でも、苦（くる）しいせきは残（のこ）るんだ。

data.

病原体（びょうげんたい）
百日咳菌（ひゃくにちぜきぎきん）

潜伏期間（せんぷくきかん）
7日（か）〜10日（か）（最短（さいたん）5日（か）〜最長（さいちょう）21日（にち））

危険度（きけんど）
★★★☆☆

注意する年齢（ちゅういするねんれい）
0歳（さい）、3〜15歳（さい）の子（こ）ども

薬・ワクチン（くすり）
抗菌薬（こうきんやく）がある

ワクチンがある

おもな症状（しょうじょう）
せき、くしゃみ、鼻水（はなみず）

出席停止期間（しゅっせきていしきかん）
特徴的（とくちょうてき）なせきがなくなるまで。または、細菌（さいきん）をなくす薬（くすり）を使（つか）った5日間（かかん）の治療（ちりょう）が終了（しゅうりょう）するまで。

感染経路（かんせんけいろ）

● 著　者

岡田 晴恵（おかだ・はるえ）

白鷗大学教育学部教授。
元国立感染症研究所研究員 医学博士。専門は感染症学、免疫学、公衆衛生学。学校で流行する感染症の予防と対策を研究しているほか、テレビ番組への出演をとおして、感染症をわかりやすく解説することにも力を入れている。おもな著書に『人類vs感染症』（岩波ジュニア新書）、『みんなでからだを守ろう! 感染症キャラクターえほん』『キャラでわかる! はじめての感染症図鑑』（ともに日本図書センター）など。

● イラスト　　　　オゼキイサム
● ブックデザイン　釣巻デザイン室（釣巻敏康・池田彩）
● 編集協力　　　　株式会社 バーネット（高橋修）
● 企画・編集　　　株式会社 日本図書センター

※本書で紹介した内容は、
　2020年12月時点での情報をもとに制作しています。

どっちを選ぶ? クイズで学ぶ!
感染症サバイバル
①インフルエンザ・新型コロナウイルス感染症

2021年1月25日　初版第1刷発行

著　者　　　岡田晴恵
発行者　　　高野総太
発行所　　　株式会社日本図書センター
　　　　　　〒112-0012 東京都文京区大塚3-8-2
　　　　　　電話 営業部　03-3947-9387
　　　　　　　　 出版部　03-3945-6448
　　　　　　http://www.nihontosho.co.jp

印刷・製本　　図書印刷 株式会社

NDC491
どっちを選ぶ? クイズで学ぶ!
感染症サバイバル
①インフルエンザ・
　新型コロナウイルス感染症
著・岡田晴恵
日本図書センター
2021年　56P　23.7cm×18.2cm

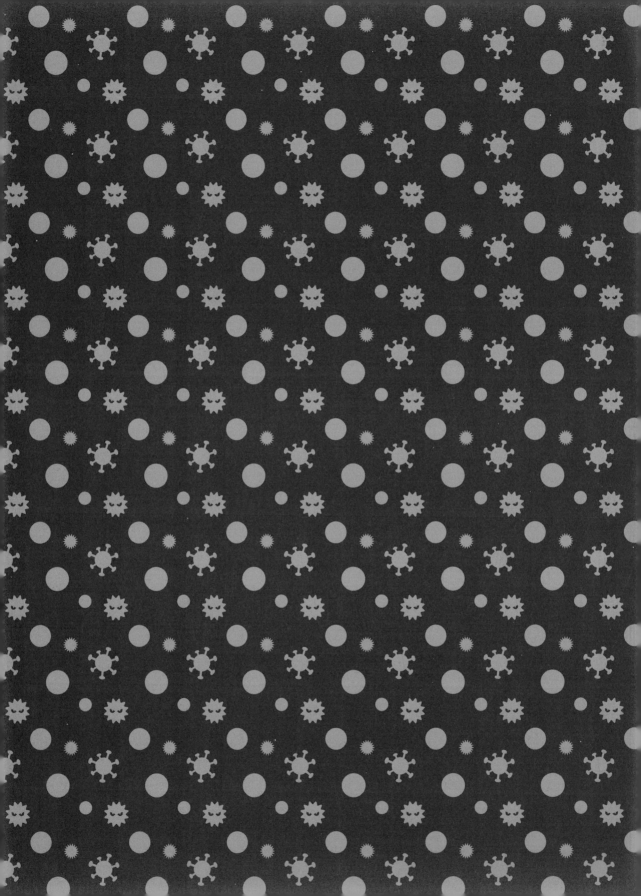